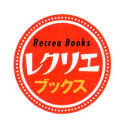

脳トレ・介護予防に役立つ

やさしいぬり絵

風物詩編

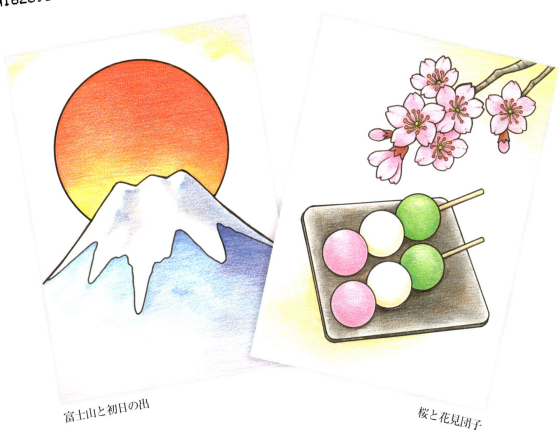

富士山と初日の出　　　　桜と花見団子

世界文化社

ぬり絵は、脳を活性化させる！

脳は、いくつになっても成長し続けることを、ご存じですか？　鍛えれば活性化し、その働きがよくなっていくことは、脳科学で実証されています。脳神経科学と応用健康科学に詳しい、篠原菊紀先生にお話を伺いました。

■ 歳とともに伸びる脳がある

「歳をとると脳は衰える」そう思っていませんか？　しかし、歳をとるほど伸びていく脳力もあるんです。

・記憶や情報を一時的に保持しながら、何らかの作業を行う、ワーキングメモリという機能を鍛えることが重要です。高齢者でも、この機能を鍛えることで、脳の力を全般的に伸ばすことができます。

知恵や知識や経験は、年齢を重ねるほど蓄積されます。その結果、人をまとめ、仕事を管理するなどのマネジメント能力は、経験や実績を積み、歳をとるほど伸びていきます。

記憶力に関しても、新しく覚えたことを記憶し、思い出すような力は年齢とともに低下します。しかし、同じ記憶力でも、覚えたことを選択肢から選ぶ力は、若者と高齢者では差はありません。

脳はいくつになっても成長します。思い出せないとき、歳のせいとあきらめてしまわず、記憶力は伸びると自分を励まし、思い出すまでがんばってみましょう。

■ 脳を元気にする、4つの方法

① 頭をしっかり使う

② 身体をしっかり動かす

・有酸素運動や筋トレは、脳細胞を増やします。また、家事による運動が多い人はアルツハイマー病になりにくいといった研究データもあります。

③ 食事に気をつける

・生活習慣病の予防や治療に効果のある食事が、脳を守り鍛えるうえでも役立ちます。魚、野菜、鶏肉、果物、木の実を多くとり、脂肪の多い食品などは少なめにするよう心掛けましょう。

④ 積極的に人と関わる

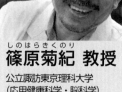

篠原菊紀 教授
（しのはらきくのり）
公立諏訪東京理科大学
（応用健康科学・脳科学）

東京大学、同大学院博士課程（健康教育学）等を経て、現在公立諏訪東京理科大学教授。テレビや雑誌、NPO活動などを通じ、脳科学と健康科学の社会応用を呼びかけている。

・人との関わりが脳を守ります。引きこもらず、積極的に外出しましょう。

■ ぬり絵で脳を鍛えよう！

ぬり絵は、形や色などの識別をつかさどる後頭葉を活性化させます。

さらに、ぬり絵に伴う作業は、身体のコントロールをつかさどる線条体と小脳、そして運動野や前頭葉などに広がる脳の系統を鍛えます。最新の研究では、やる気の中核が線条体にあることがわかっています。脳のこの部分を鍛えることは、能力を高めるだけでなく、意欲をかき立てることにもつながるのです。

ぬり絵などの作業を通し、頭をしっかり使うこと、それを続けることも大切で、脳への好影響を促します。

脳の構造

① 前頭葉
② 前頭前野
③ 体性感覚野
④ 頭頂葉
⑤ 側頭葉
⑥ 後頭葉
⑦ 小脳

脳の働き

① 前頭葉
思考、運動、言語を発する。

② 前頭前野
前頭葉にある部分。考えること、コミュニケーションや感情のコントロール、意思の決定、行動の抑制、注意や意識などをつかさどる。パズルやぬり絵などに取り組むと、特に活性化する。

③ 体性感覚野

④ 頭頂葉
手足などの知覚。動きの知覚。計算をするときにも働く。

⑤ 側頭葉
聴覚、認識、意味・言葉を聞き分ける。文字や言葉を使ったパズルで言語野を刺激。

⑥ 後頭葉
視覚、イメージを働かせる。絵や図形などを注意深く見る行為が刺激する。

⑦ 小脳
運動調節、言語や思考などの知的な処理においても大きな働きをする。

脳活コラム

篠原教授の脳にまつわるこぼれ話

コミュニケーションは脳トレそのもの！

アメリカのプリンストン大学の研究者、ステファンらは、いい雰囲気で会話しているときの、話し手と聞き手の脳の活動を同時に計測しました。結果は、お互いの脳はよく同調していて、会話が行きづまると、この同調現象が消失したということです。

さらに、いい雰囲気で会話しているときは「予測」や「比喩の理解」に関係する、側頭葉にある左の上側頭回を、話し手よりも聞き手が先に活動させていることがわかりました。そして、この活動が強いほど「いい雰囲気」は強まるのだそうです。上手なコミュニケーションのポイントは、聞き手にあり！ いいコミュニケーションは、脳そのものを鍛えるのです。実際、相手の気持ちを理解しようとすると、会話や議論の中で、

記憶や情報を一時的に持ち出したり、組み合わせたりしなければなりません。その際、ワーキングメモリが必要とされ、その力が伸びることもわかっています。

また、フィンランドでの研究では、1449人を10〜25年追跡調査しています。その結果、調査開始時に独身で（平均50・4歳）、調査終了時にも独身（平均71・3歳）だった人は、一緒に住むパートナーがいる人に比べ、認知障がいのリスクが3倍に上りました。特に死別によって一人身になった場合は、7・67倍に上がったとのこと。

このパートナー効果、面白いことに、温かい愛情というより相手との日々の生活が負荷となって鍛えられるのだとか。一緒にいれば、たとえもめていても、脳にはよいのです。パートナーを大切に。

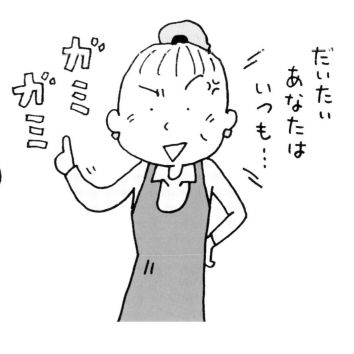

だいたいあなたはいつも…
ガミガミ

愛情より負荷ですか…
ガマンガマン

イラスト／佐藤竹右衛門

本書の特徴

ぬり絵にただ色をぬるだけでなく、季節や行事の風物詩を
楽しみながら、また、情景を思い浮かべながらぬりましょう。
本書では脳を活性化させるさまざまな工夫をしています。

1
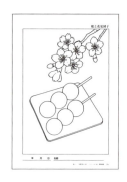
ぬり絵の絵
- 好きな絵柄を選んで、ぬってみてください。
- 1月〜12月の順番に並んでいるので、最初から順にぬってもいいでしょう。
- コピーして使うと何回でも楽しめます。仕上がった日の日付や名前を書いておくと記念になります。

2
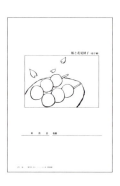
絵手紙のぬり絵
- ぬればそのまま絵手紙になる、葉書サイズのぬり絵です。文字を書き添えてみましょう。

3
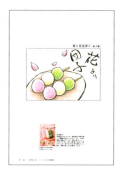
風物詩の写真と特徴
- 風物詩にまつわるエピソードなどを知って、より楽しくぬり絵ができるよう、解説と写真を載せました。

4
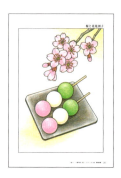
ぬり絵の彩色見本
- 見本を見て同じようにぬる作業は、同時に細部に注意を払うため、脳がより活性化するといわれています。見本を見ながらぬってみましょう。もちろん、好きな色でぬってもかまいません。
- 手軽で細かな部分もぬりやすいので、ぬり絵には色鉛筆がおすすめです。見本では24色の色鉛筆を使用しています。いろいろなぬり方をお楽しみください。

目次

監修・諏訪東京理科大学 教授 篠原菊紀

- 4 ぬり絵は、脳を活性化させる！
- 6 本書の特徴
- 8 富士山と初日の出
- 12 鬼
- 16 梅とうぐいす
- 20 ひな人形
- 24 桜と花見団子
- 28 鯉の滝のぼり
- 32 てるてる坊主とあじさい
- 36 七夕の織り姫
- 40 うちわ
- 44 月とうさぎ
- 48 もみじとどんぐり
- 52 かぼちゃとゆず
- 56 クリスマスリース
- 60 餅つき
- 64 絵手紙台紙
- 65 カレンダー台紙

富士山と初日の出

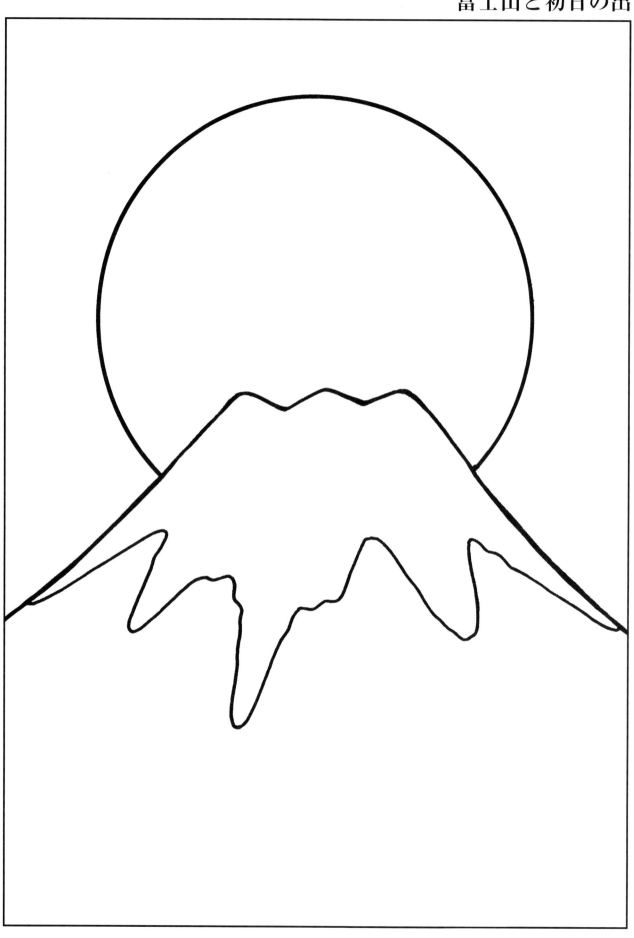

富士山と初日の出（絵手紙）

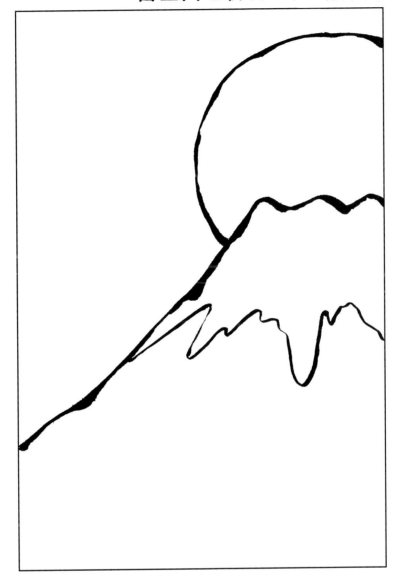

　　年　　月　　日　　名前

富士山と初日の出

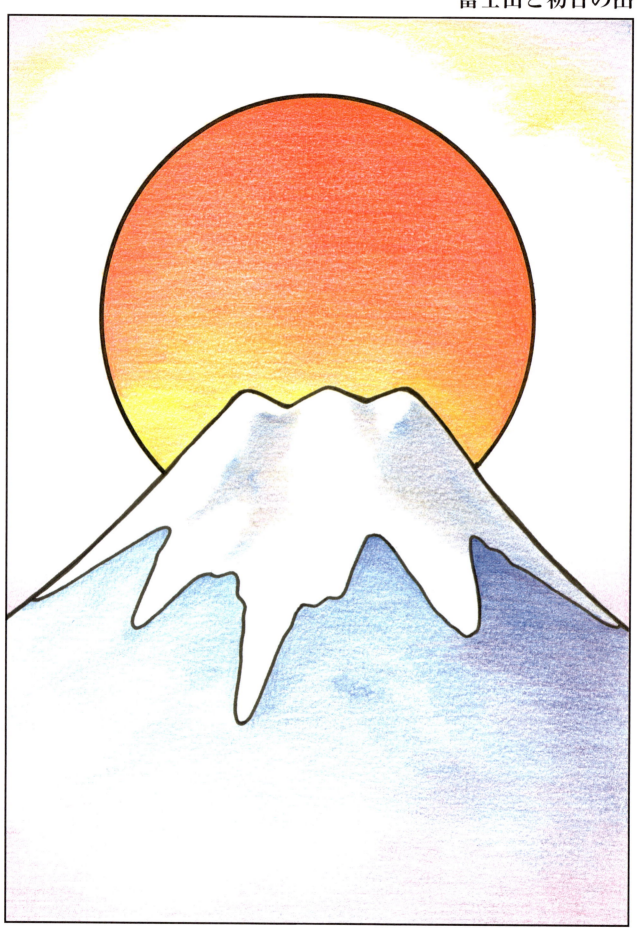

富士山と初日の出 (絵手紙)

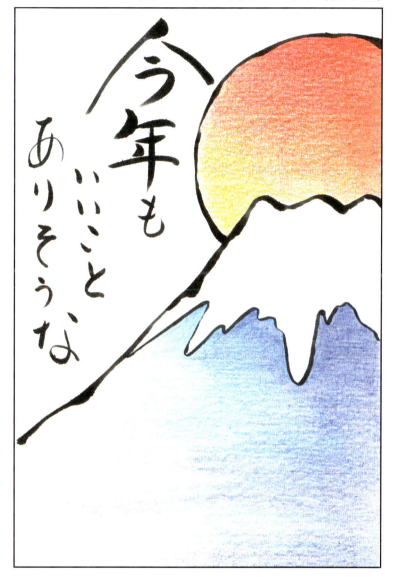

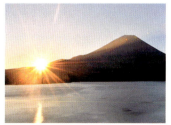

山梨県の本栖湖から望む、富士の日の出。

【富士山と初日の出】
富士山と初日の出は縁起物。富士山は「一富士二鷹三茄子」といわれ、初夢にみると縁起がよいとされています。初日の出は年神さまが日の出とともに現れると信じられ、よい一年を願って人々に拝まれています。

鬼

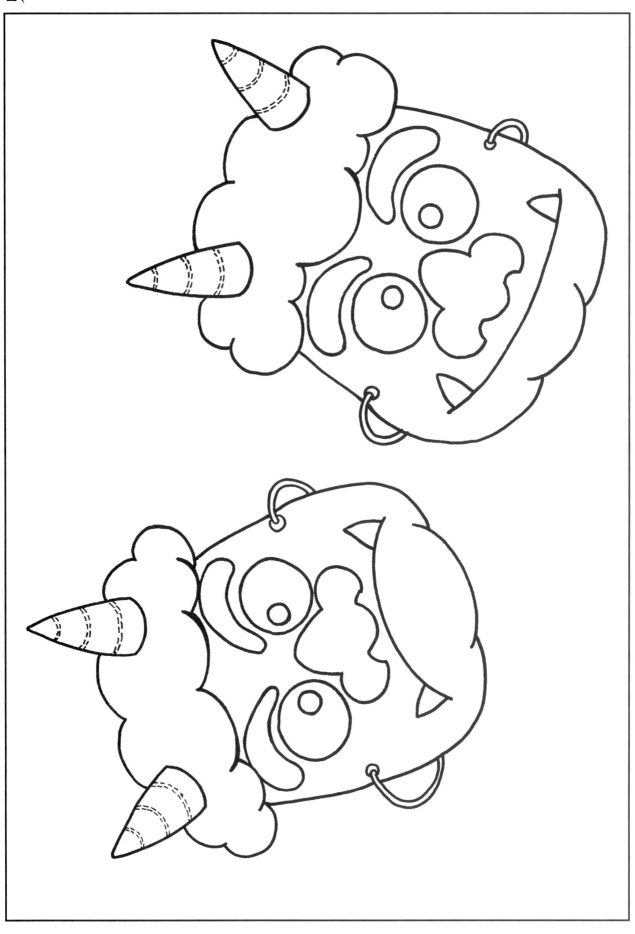

　　年　　月　　日　　名前

鬼（絵手紙）

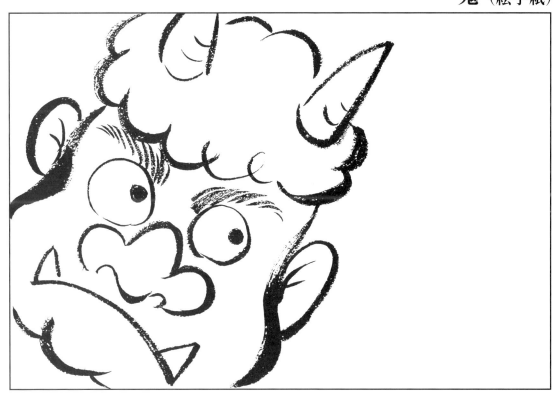

　　　年　　月　　日　　名前

鬼

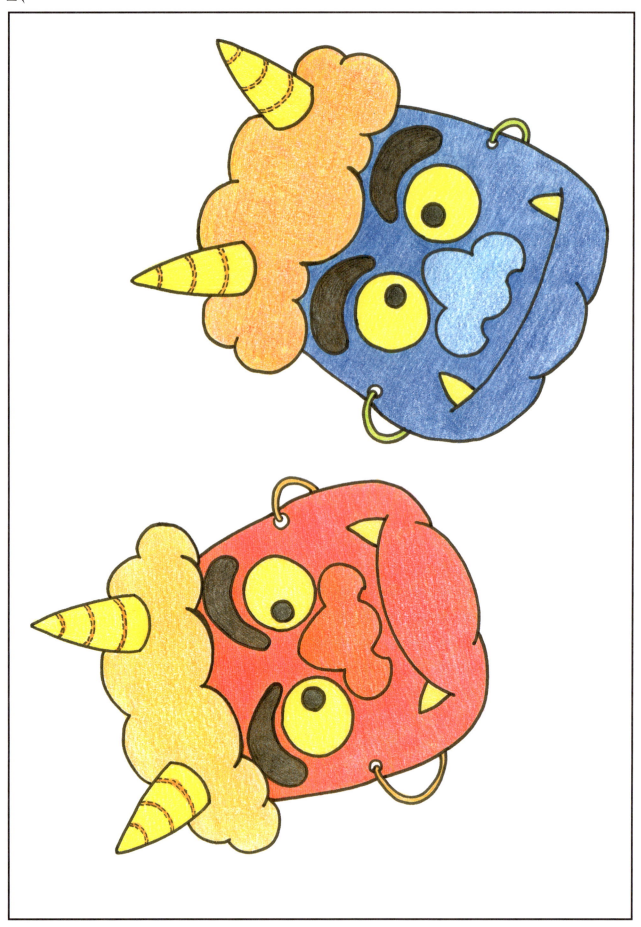

鬼（絵手紙）

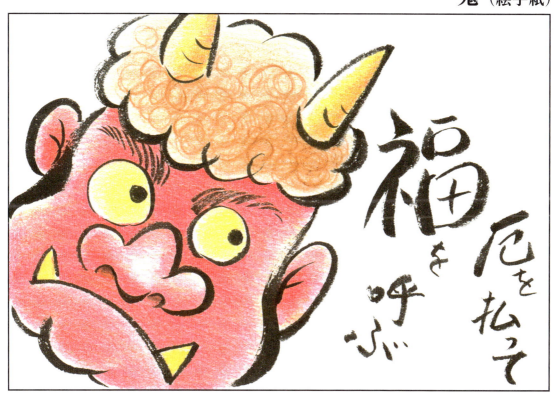

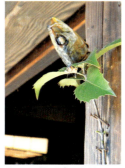

やいかがしは家の入り口に
飾られる。

【鬼】
鬼は悪いものや、人々が恐れるものを具現化した姿といわれています。季節の変わり目には鬼が入り込みやすいと考えられ、節分の豆まきや鬼が嫌うという鰯の頭と柊で作った「やいかがし」を飾る習慣が始まりました。

梅とうぐいす

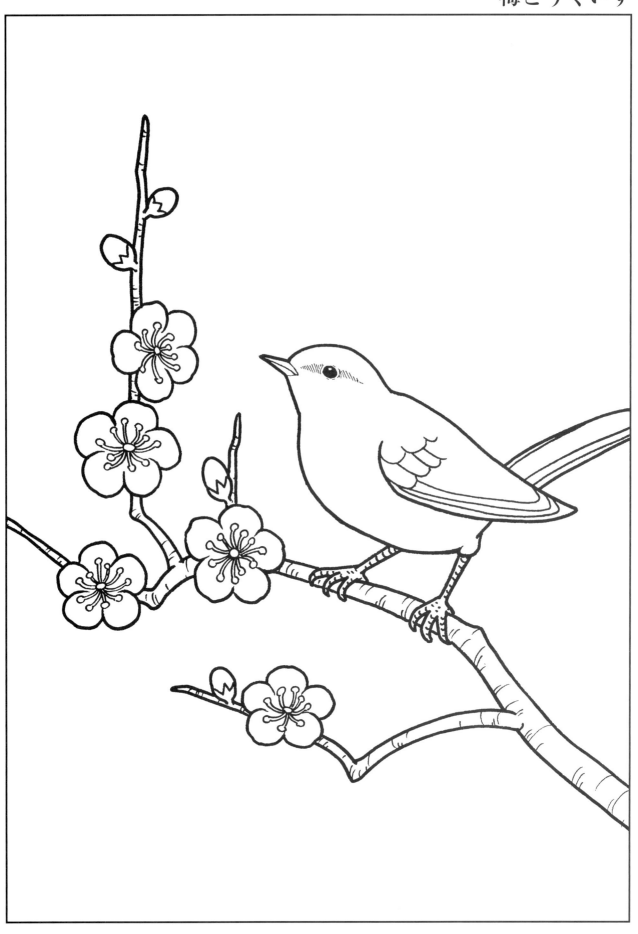

年　　月　　日　　名前

梅とうぐいす（絵手紙）

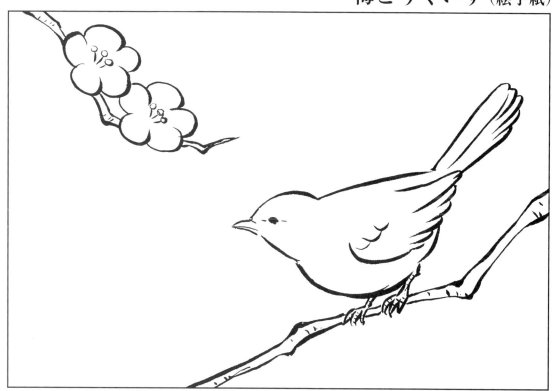

　　　　年　　月　　日　　名前

梅とうぐいす

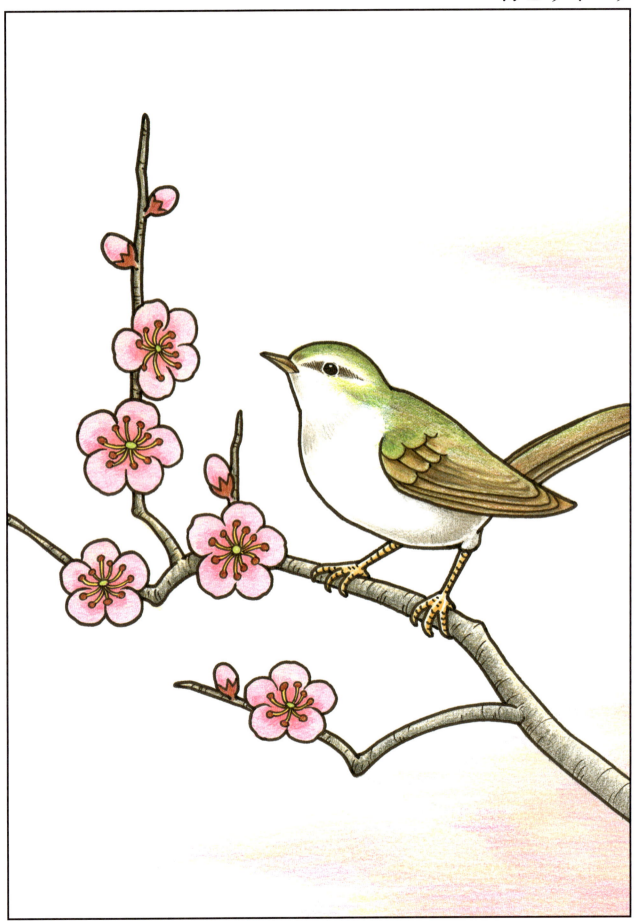

梅とうぐいす（絵手紙）

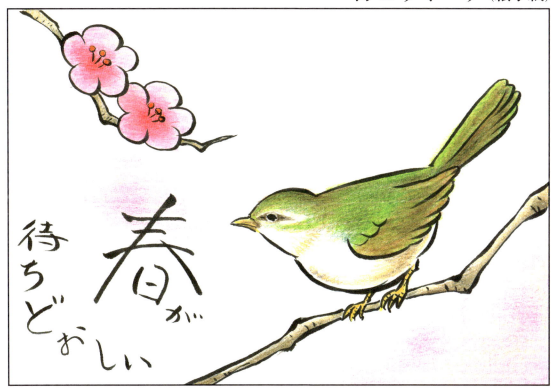

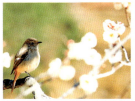
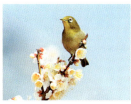

左はうぐいす、右はめじろ。

【梅とうぐいす】
「梅にうぐいす」は取り合わせのよいものをたとえることわざ。春らしい色もさることながら、木の枝やそこにとまる鳥の姿も美しく調和しています。実際には、うぐいすに似た「梅にめじろ」の取り合わせがよく見られます。

ひな人形

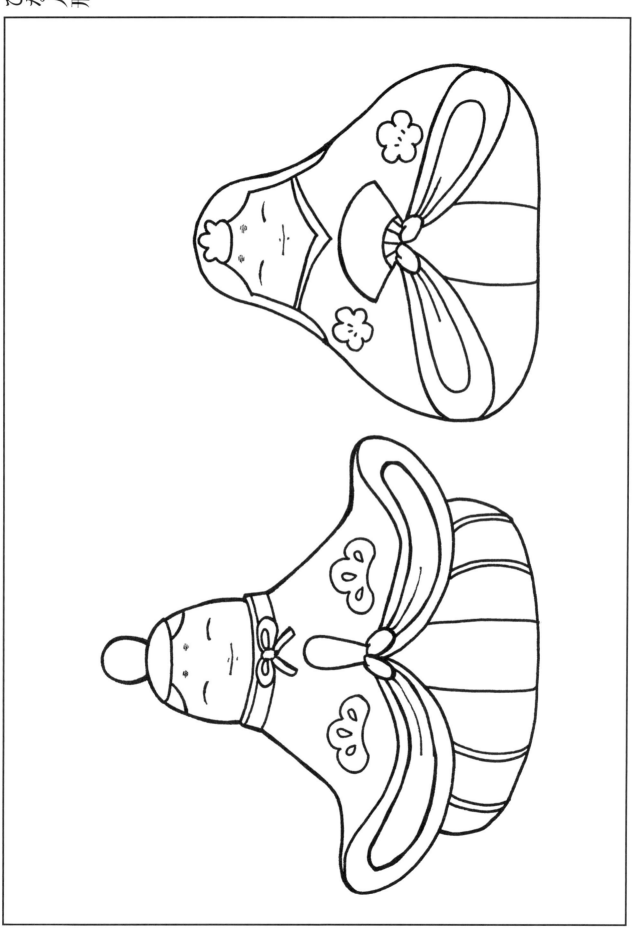

年　月　日　名前

ひな人形 （絵手紙）

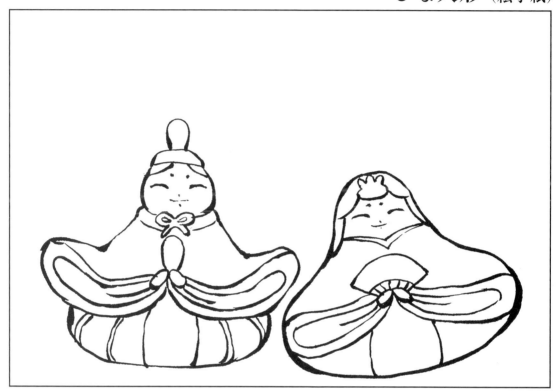

_____　年　月　日　名前 _____

ひな人形

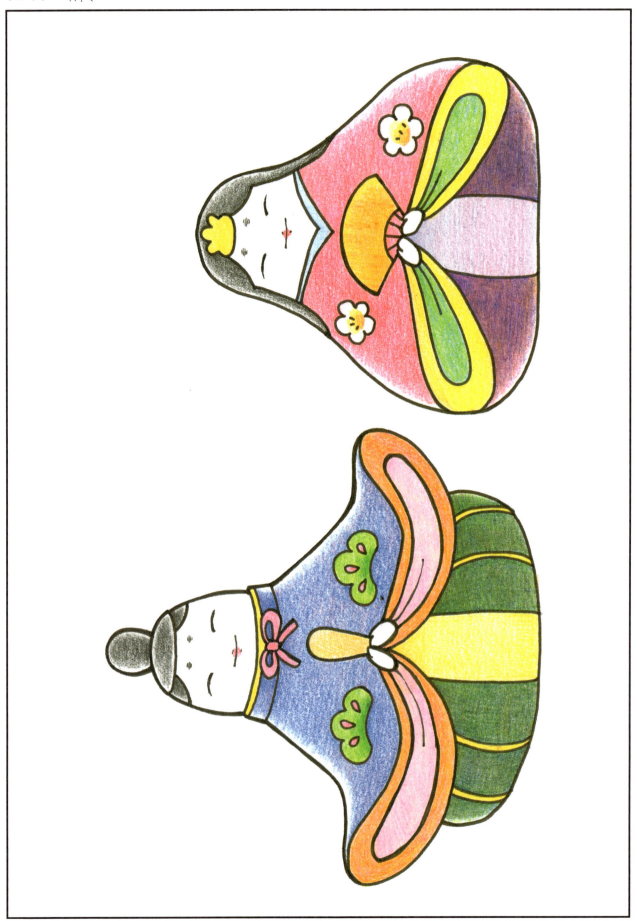

ひな人形（絵手紙）

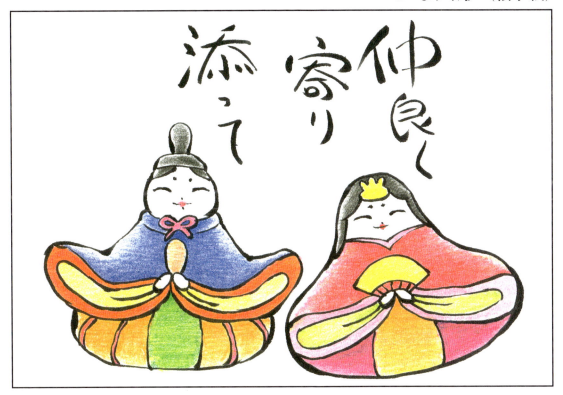

仲良く寄り添って

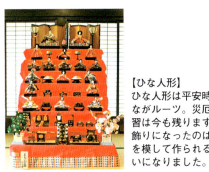

8段飾りのひな人形。

【ひな人形】
ひな人形は平安時代の「ひいな遊び」と流しびながルーツ。災厄を人形に移し、川へ流す風習は今も残ります。現代のように華やかな段飾りになったのは江戸時代から。宮中の婚礼を模して作られるようになり、華やかなお祝いになりました。

桜と花見団子

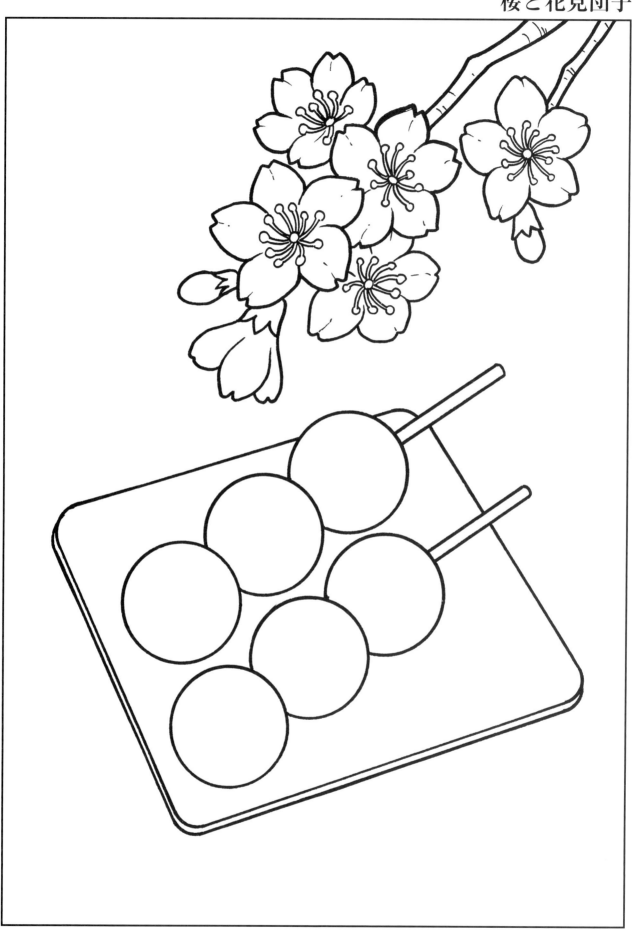

年　　月　　日　　名前

桜と花見団子（絵手紙）

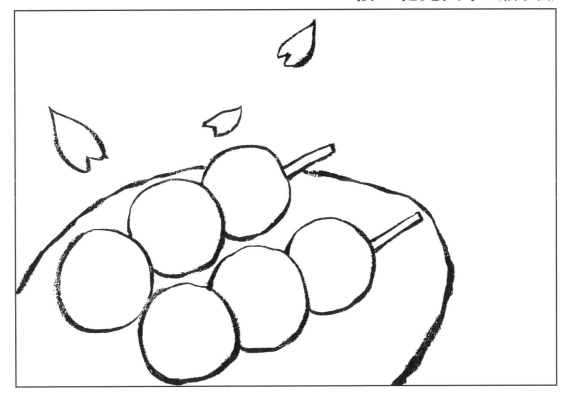

＿＿＿＿＿年＿＿＿月＿＿＿日　名前＿＿＿＿＿＿＿＿＿＿＿＿＿＿＿＿

桜と花見団子

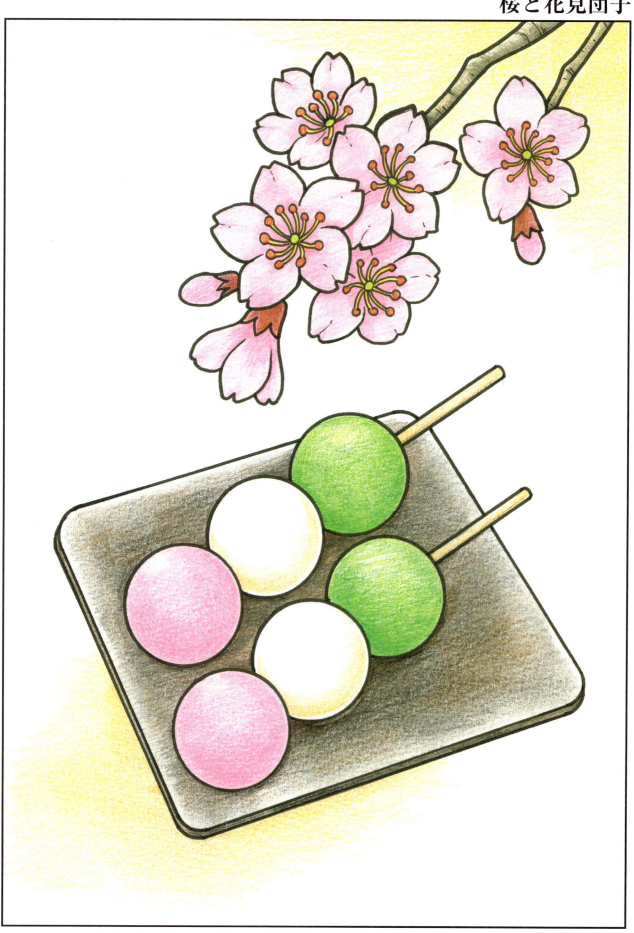

桜と花見団子（絵手紙）

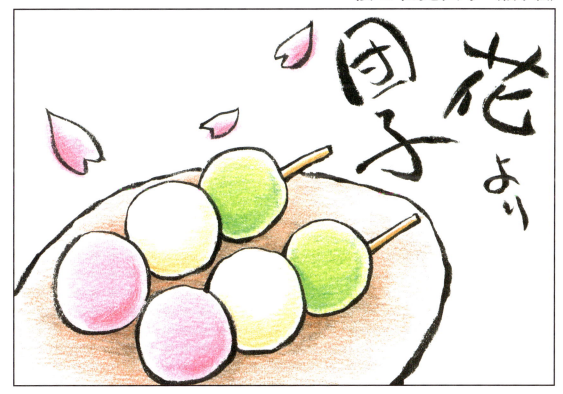

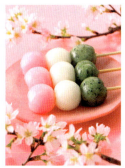

花見団子の3色の色彩は、目も楽しませてくれる。

【花見団子】
花見団子のはじまりは、豊臣秀吉が京都で開いた「醍醐の花見」といわれています。3色の理由も諸説ありますが、花咲く春（ピンク）、去りゆく冬（白）、来たる夏（緑）に見立てた色だからとか。秋がないのは「食べ飽きない」に通じ、洒落を楽しむ心が面白いですね。

鯉の滝のぼり

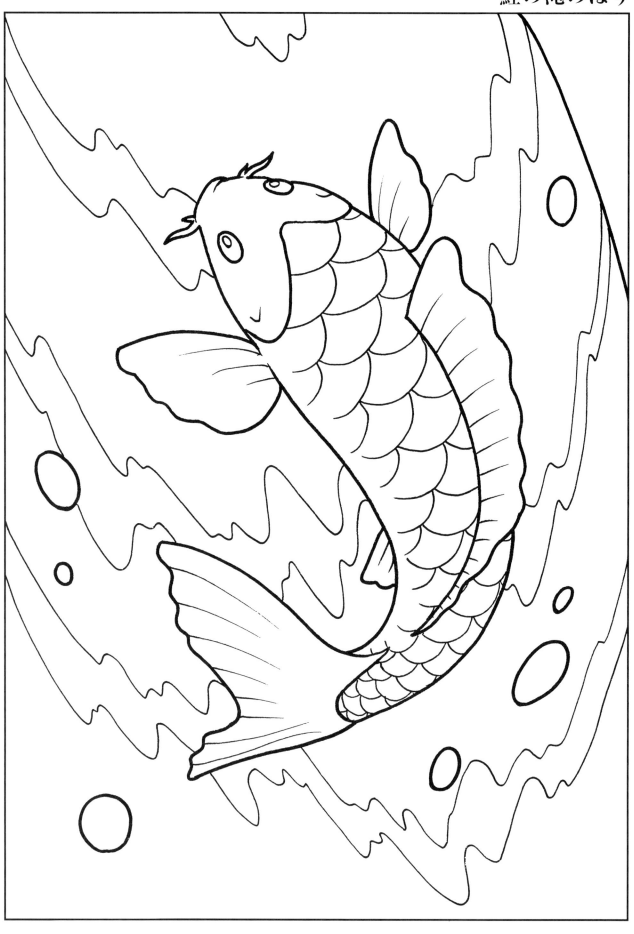

年　　月　　日　　名前

鯉の滝のぼり（絵手紙）

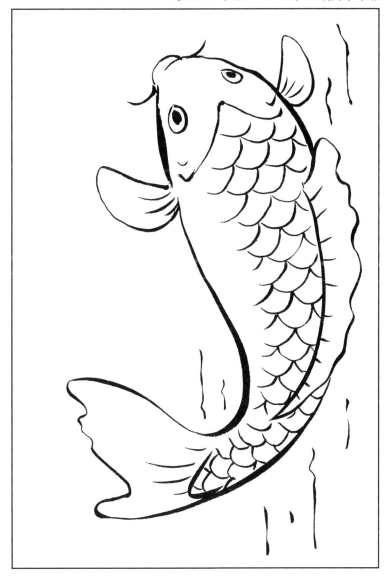

_____ 年　　月　　日　　名前 _____

鯉の滝のぼり

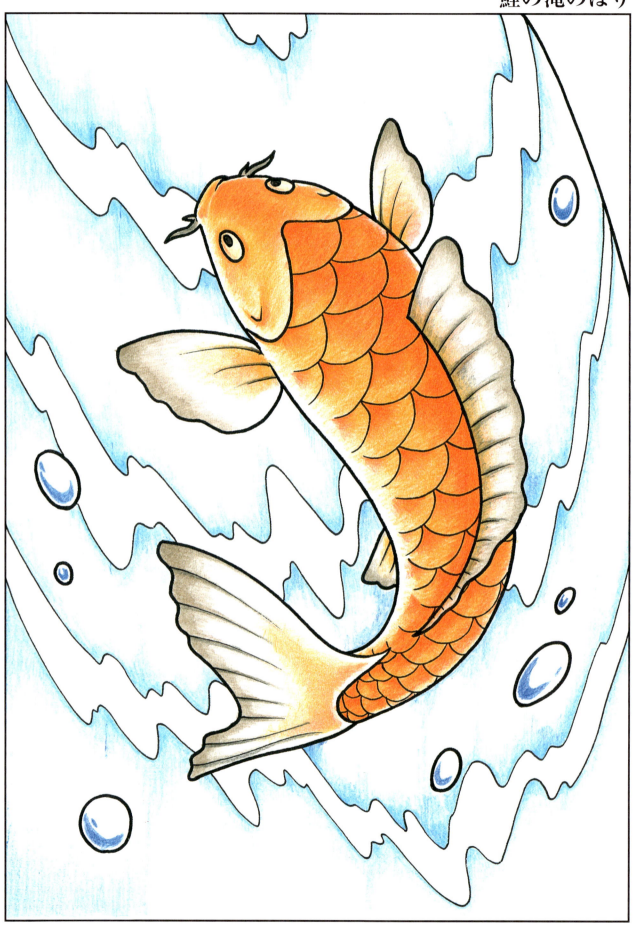

鯉の滝のぼり（絵手紙）

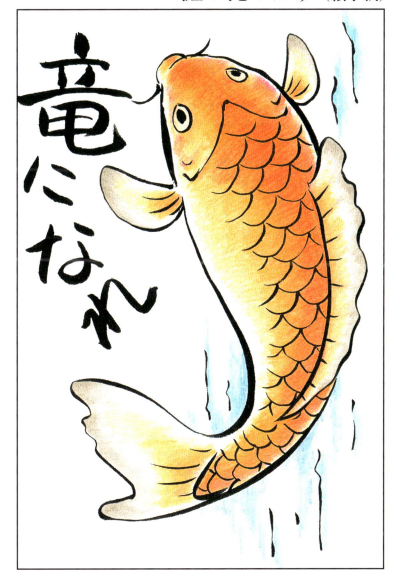

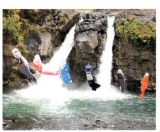

滝のぼりをイメージした、静岡県裾野市・五竜の滝鯉のぼり。

【鯉の滝のぼり】
めざましく立身出世する様子を「鯉の滝のぼり」といいます。中国の黄河上流にある竜門の滝をのぼった鯉だけが、竜に化けるという伝説から成ることわざです。端午の節句の鯉のぼりは、この鯉のように勇ましくという願いから、あげられるようになりました。

てるてる坊主とあじさい

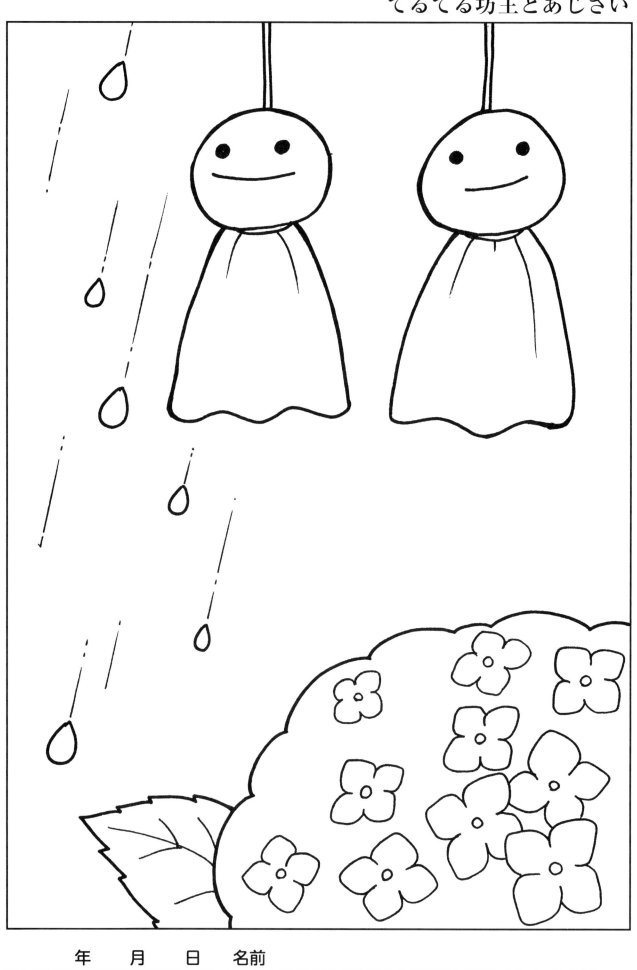

てるてる坊主とあじさい （絵手紙）

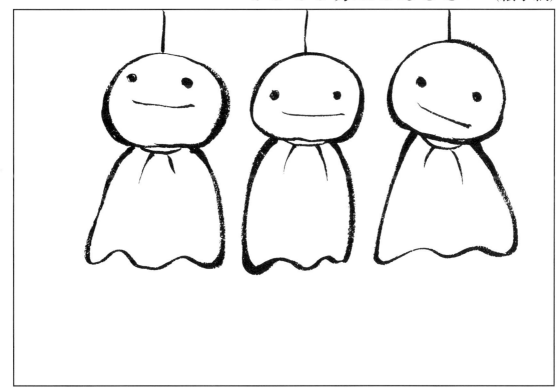

_____　年　　月　　日　　名前　_____

てるてる坊主とあじさい

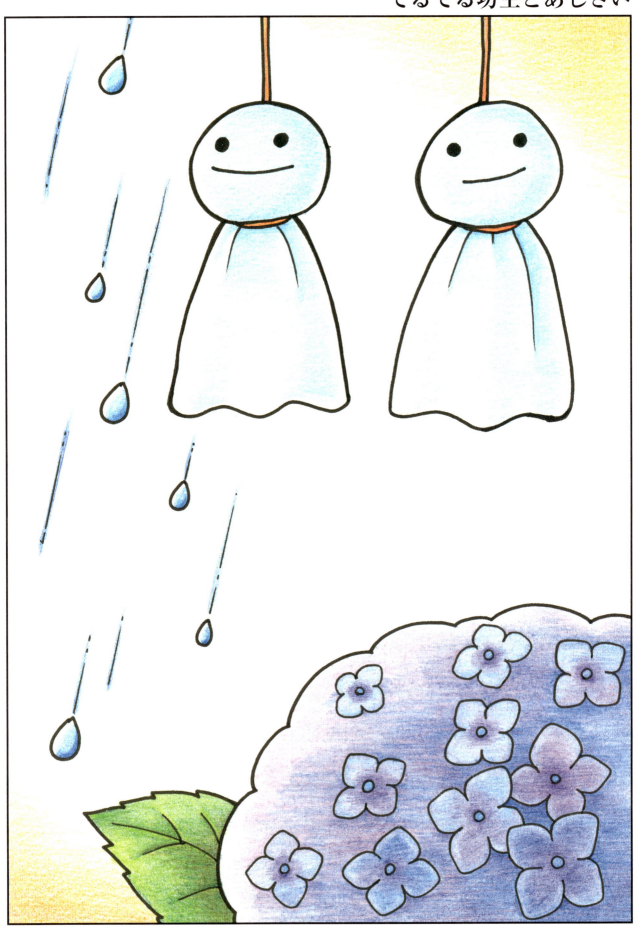

てるてる坊主とあじさい（絵手紙）

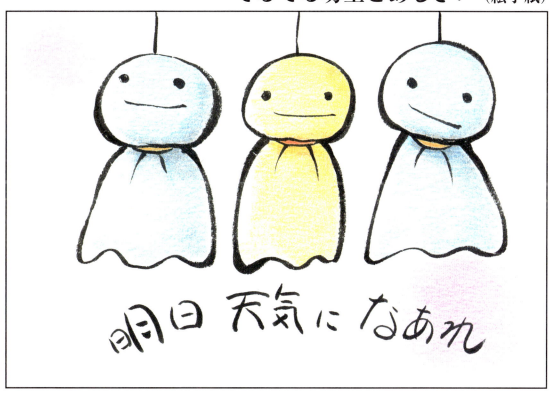

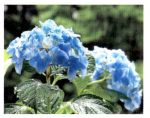

あじさいは土の酸度で色が変わる。

【てるてる坊主とあじさい】
晴れを願って軒先などに吊るされる、てるてる坊主の風習は、中国から伝わったといわれています。中国ではほうきを持った女の子の人形を使いますが、日本では坊主に変わって広まりました。あじさいとともに、梅雨を代表するモチーフとなっています。

七夕の織り姫

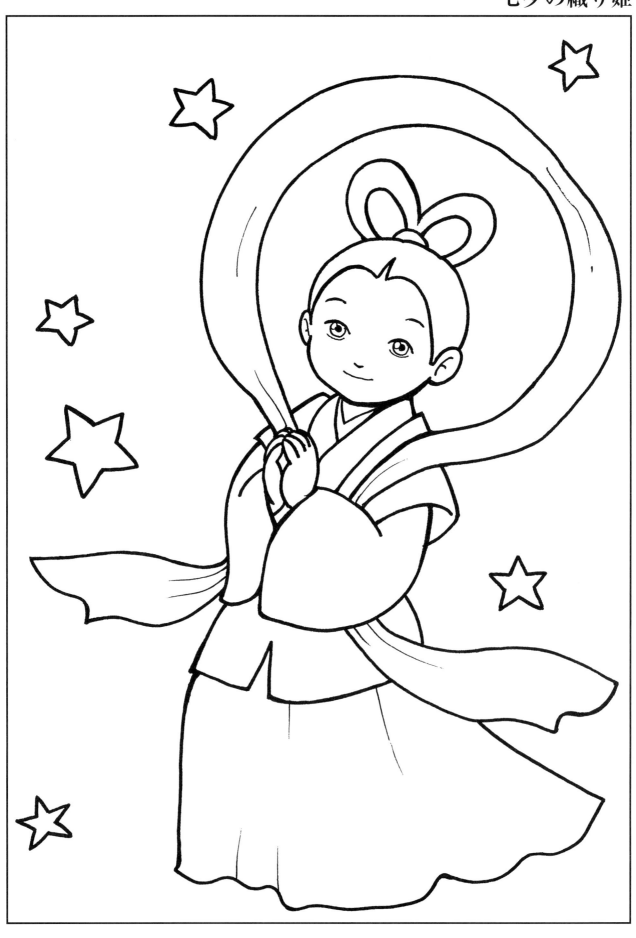

年　　月　　日　　名前

七夕の織り姫（絵手紙）

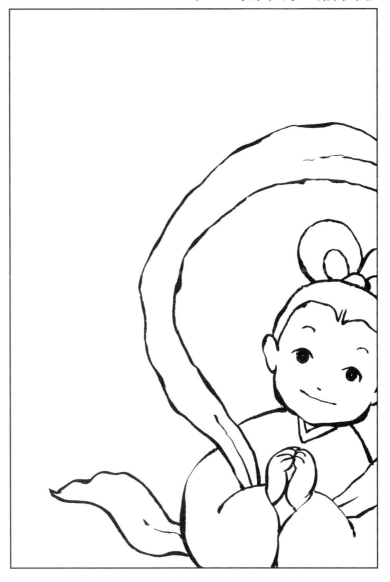

　　　　年　　月　　日　　名前

七夕の織り姫

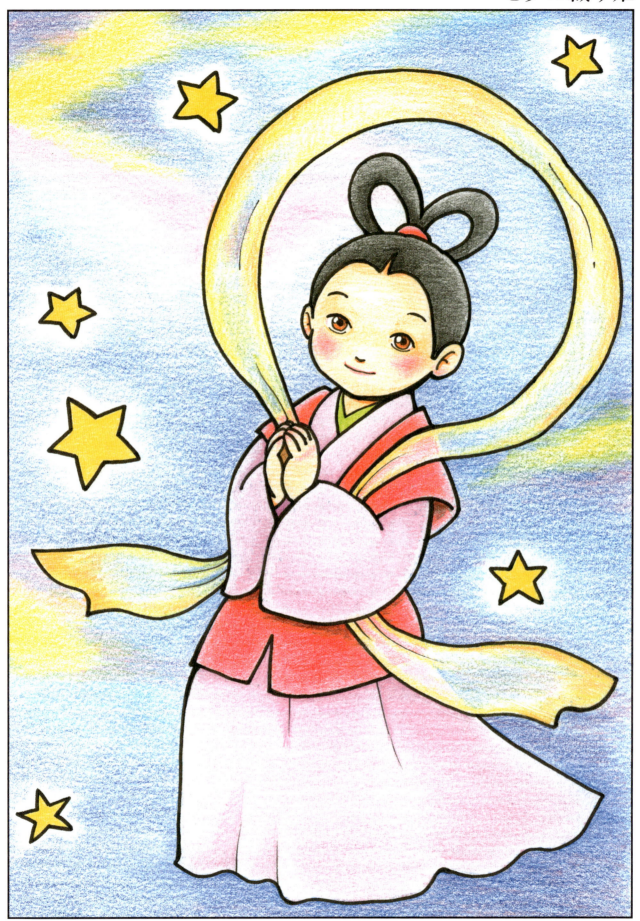

七夕の織り姫（絵手紙）

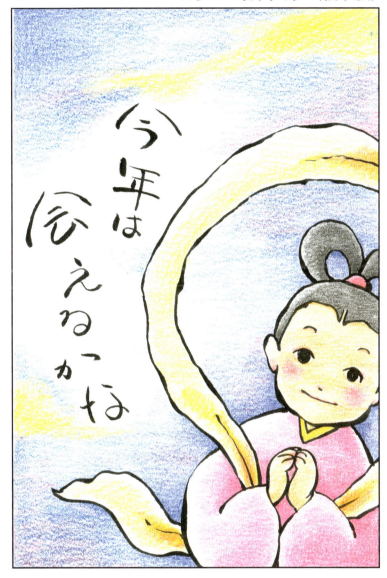

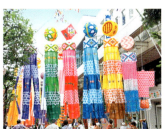

色彩豊かな仙台の七夕の飾り。

【七夕の織り姫】
夏の夜空の星に祈りを捧げる七夕。7月7日は織り姫と彦星が天の川を渡り、一年に一度のデートをするロマンチックな日。雨が降ると会えないことから、この日に降る雨は「洒涙雨（さいるいう）」と呼ばれる悲しみの涙、別れを惜しむ惜別の涙などといわれています。

うちわ

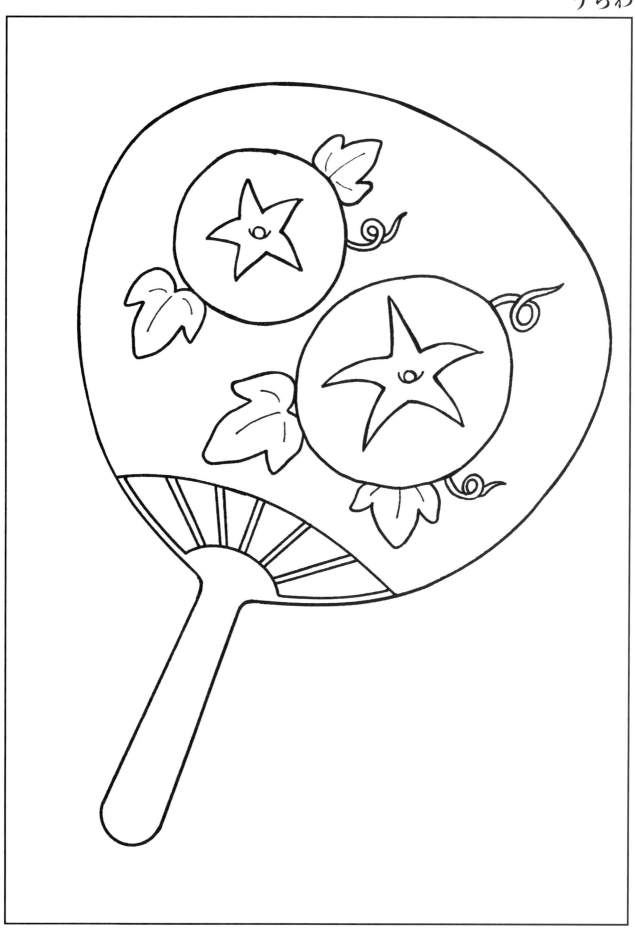

うちわ（絵手紙）

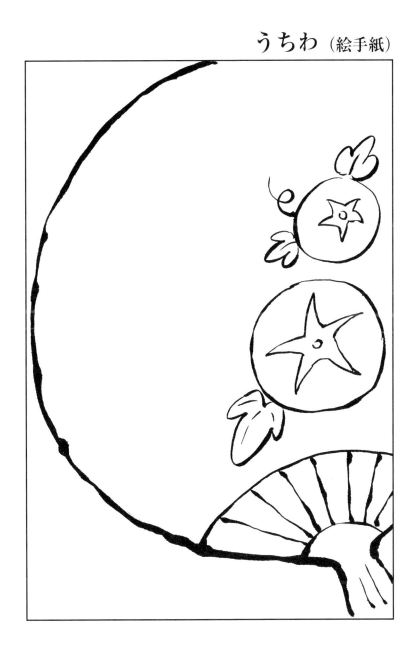

　　　　年　　月　　日　　名前

うちわ

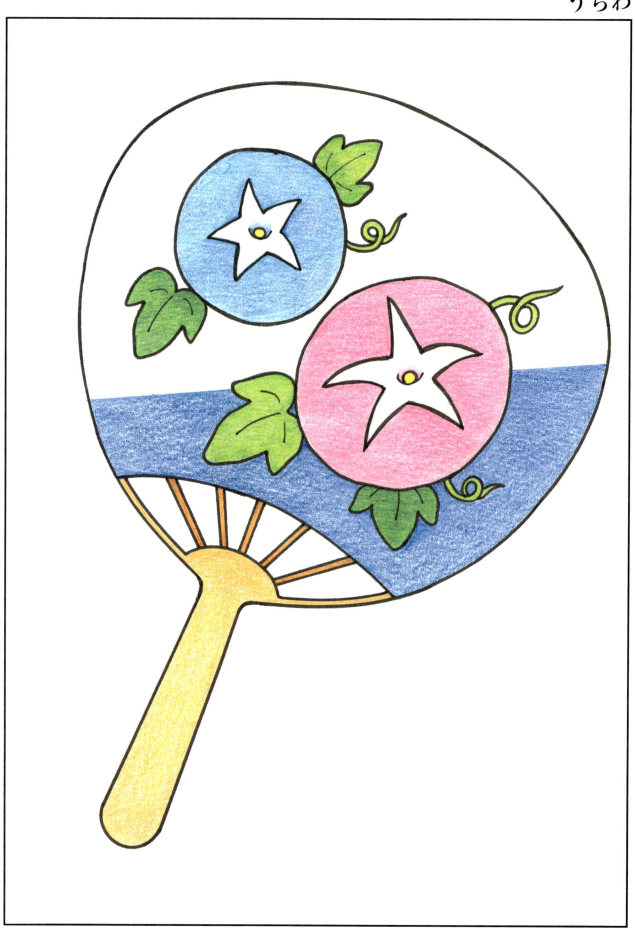

うちわ（絵手紙）

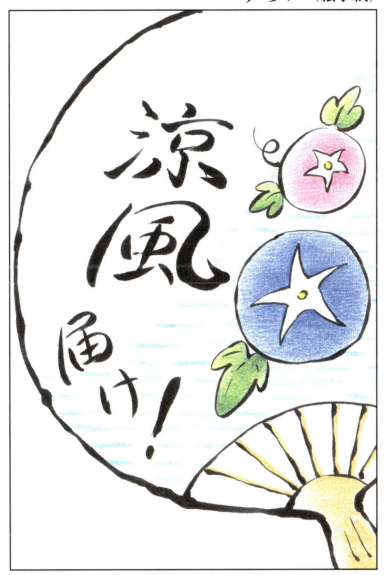

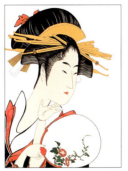

喜多川歌麿の浮世絵に
描かれたうちわ。

【うちわ】
涼をとるために使われることが多いうちわですが、古くは祭礼や高貴な人が顔を隠すため、また戦国時代には軍配としても使われていました。庶民にも普及したのは江戸時代からといわれています。現在では、房州うちわ、京うちわ、丸亀うちわが日本の三大うちわとされ、それぞれに特徴があるうちわを生産しています。

月とうさぎ

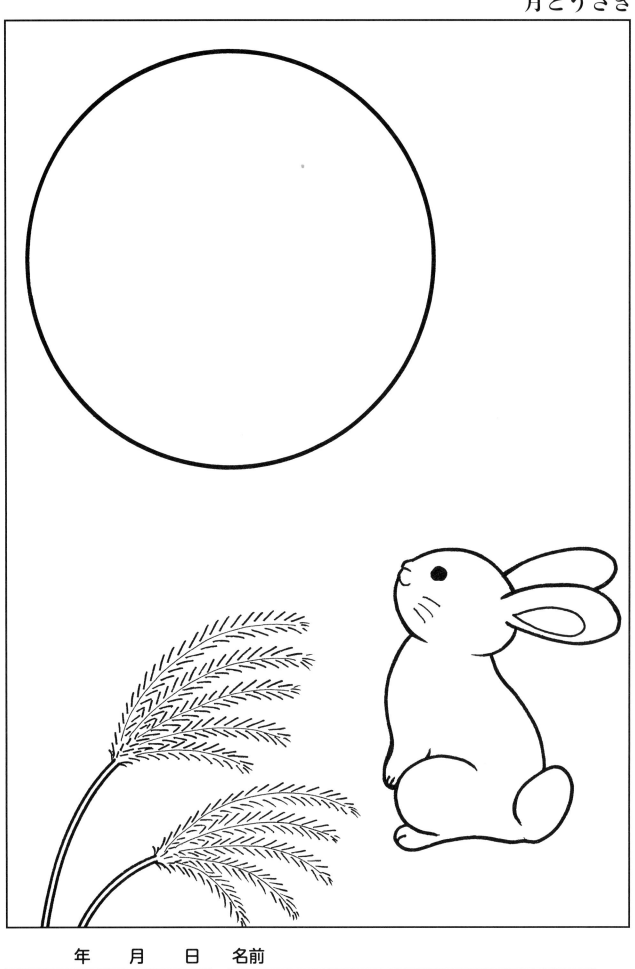

年　　月　　日　　名前

月とうさぎ（絵手紙）

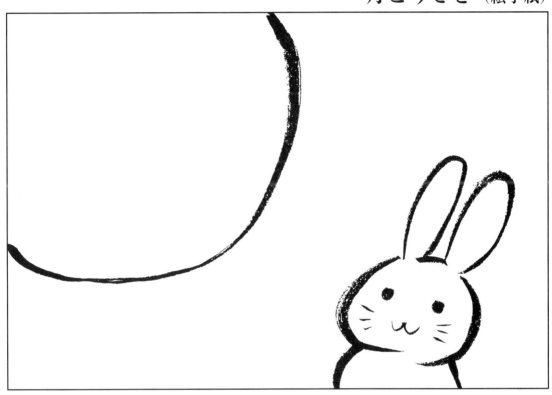

　　　年　　月　　日　　名前

月とうさぎ

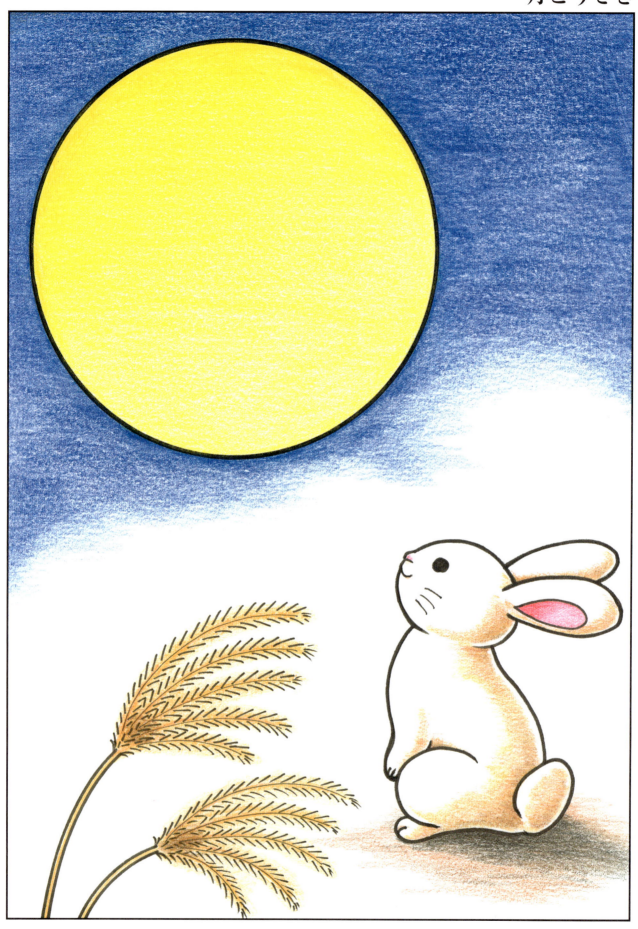

月とうさぎ (絵手紙)

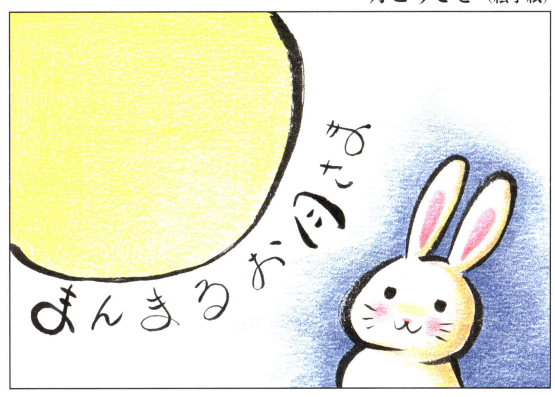

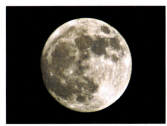

月の模様はうさぎの餅つきに
見立てられている。

【お月見】
空気がきりりと澄む秋は、一年で一番きれいな月を愛でることができる時期だといわれています。月のうさぎの伝説は、空腹の老人に我が身を食べてもらおうと、火の中に飛び込んだうさぎを帝釈天が憐れみ、月の中に姿を蘇らせたというインドのお話が伝わったものです。

もみじとどんぐり

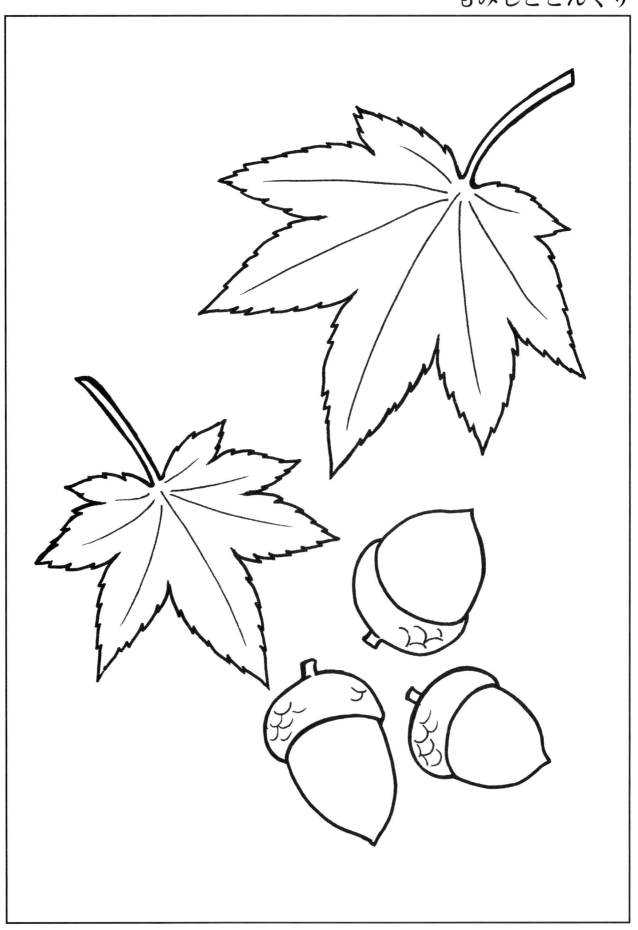

年　月　日　名前

もみじとどんぐり（絵手紙）

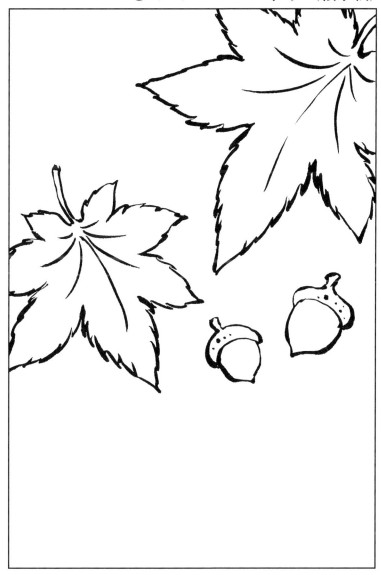

　　　　　　年　　月　　日　　名前

もみじとどんぐり

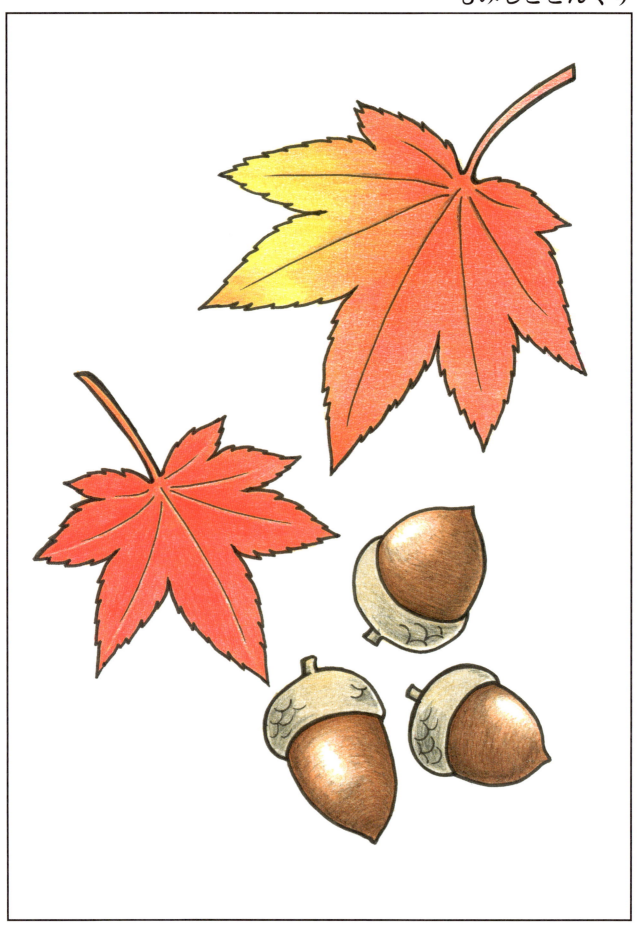

もみじとどんぐり (絵手紙)

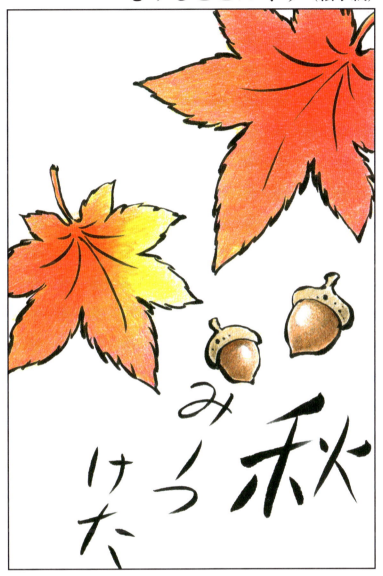

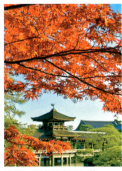

京都・平安神宮の紅葉。

【もみじとどんぐり】
もみじの名所は全国各地にあり、もみじ狩りは秋を代表する行楽。歴史も古く、万葉集にももみじ狩りを詠んだ歌が登場します。葉の色づきは気温と日照時間と水分に左右されるため、毎年色合いの表情を変え、訪れる人々を楽しませています。

かきとかぼちゃ

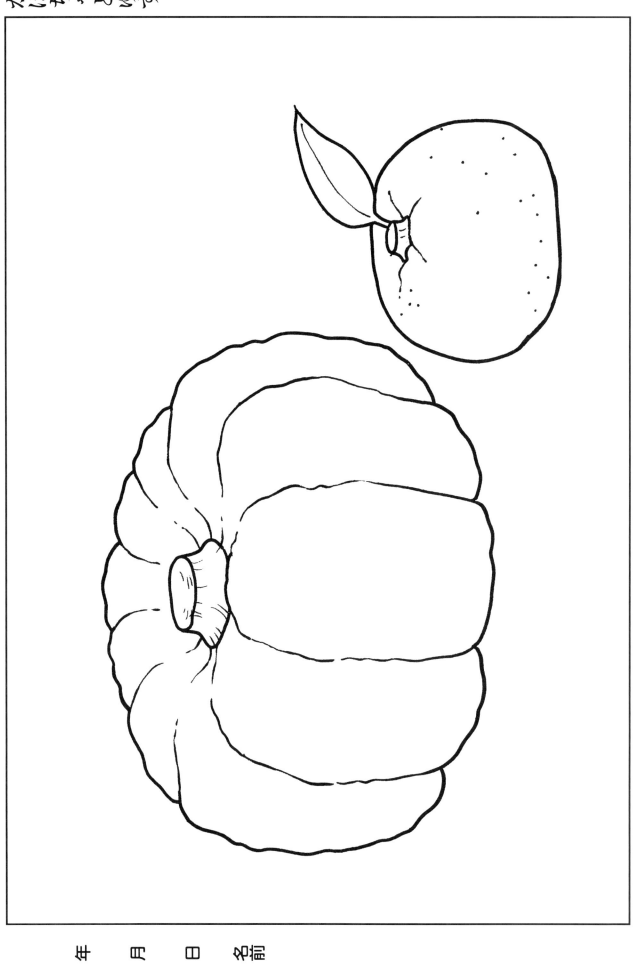

年　月　日　名前

かぼちゃとゆず（絵手紙）

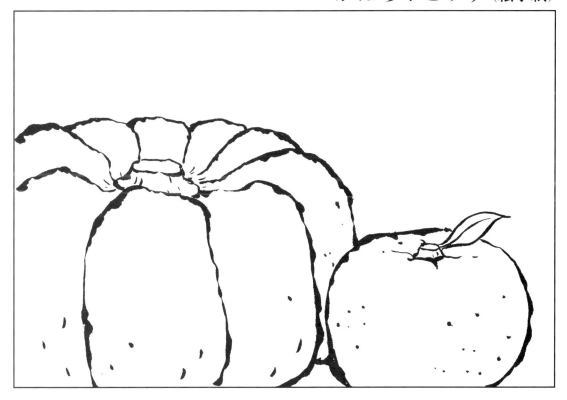

　　　　年　　月　　日　　名前

かぼちゃとかりん

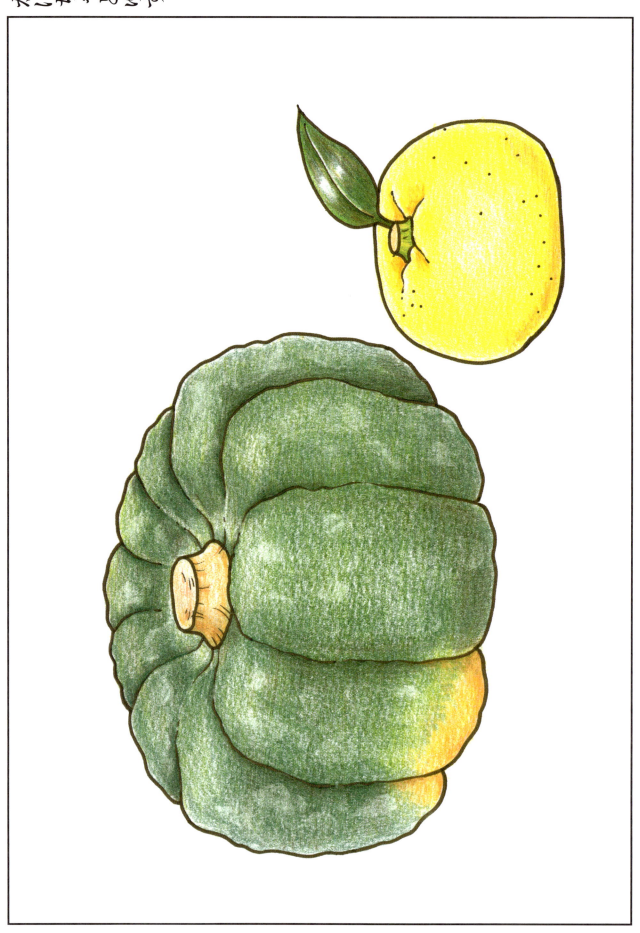

かぼちゃとゆず（絵手紙）

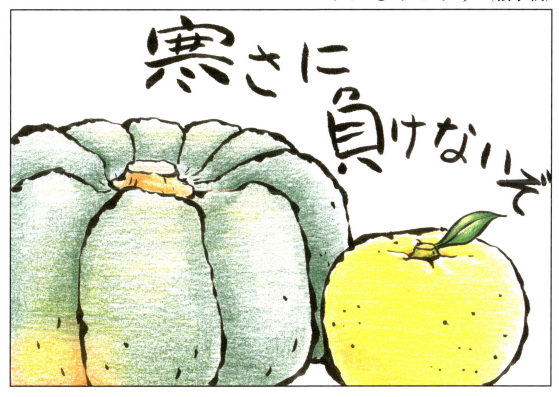

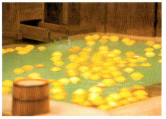

ゆずの皮の芳香油には、
湯冷めを防ぐ効果がある。

【かぼちゃとゆず】
冬至は一年で一番、昼の時間が短い日。寒さはこの頃からいっそう厳しくなります。かぼちゃはビタミンやカロテンが豊富なので風邪の予防によいとされ、ゆず湯は体を温める効果があるので、やはり風邪予防になるといわれています。

クリスマスリース

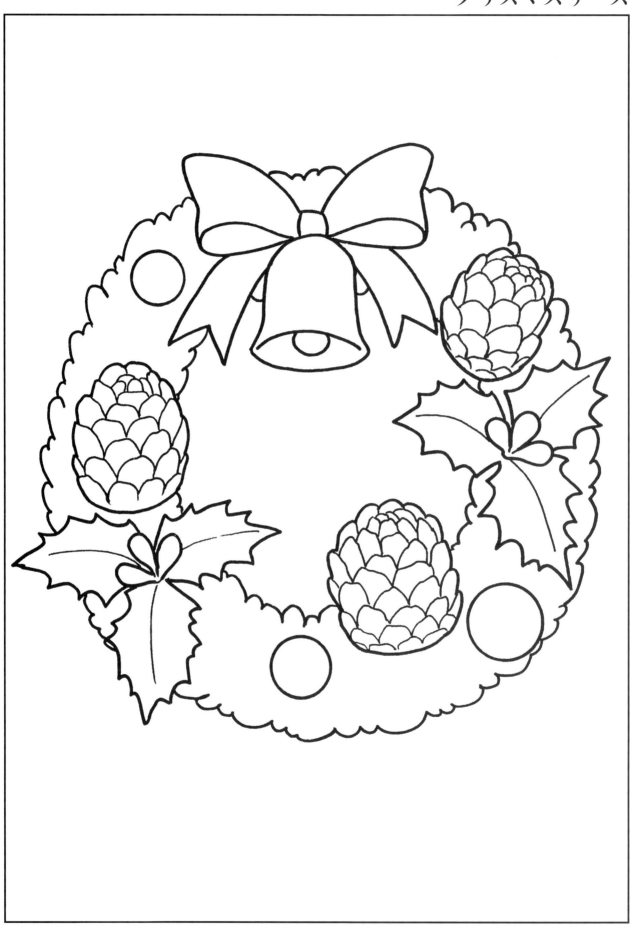

年　　月　　日　　名前

クリスマスリース（絵手紙）

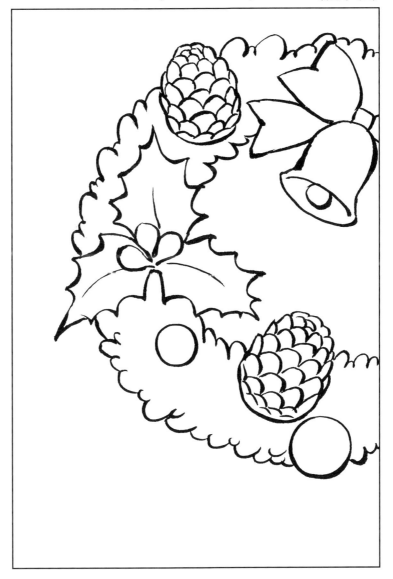

年　　月　　日　　名前

クリスマスリース

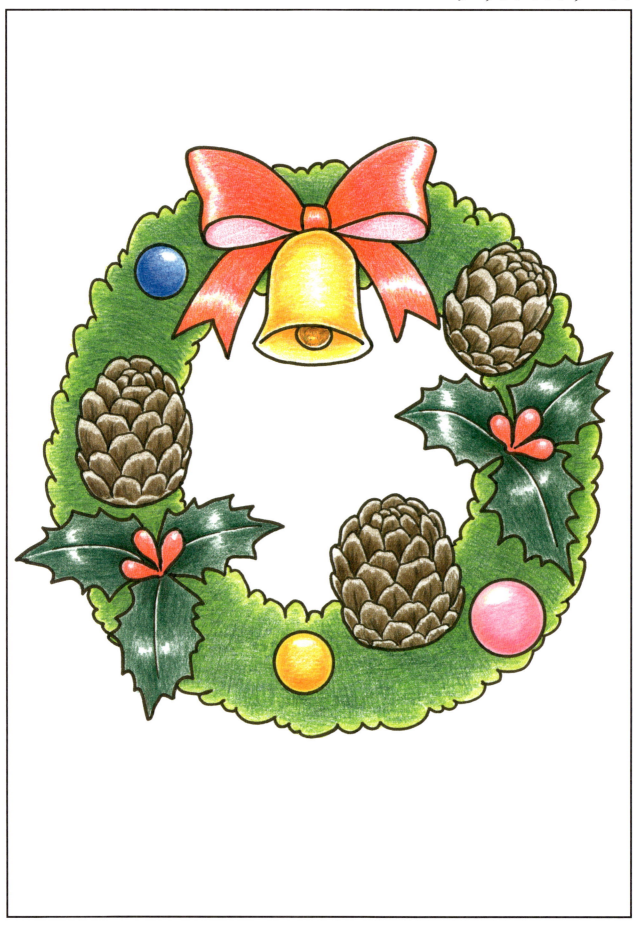

クリスマスリース（絵手紙）

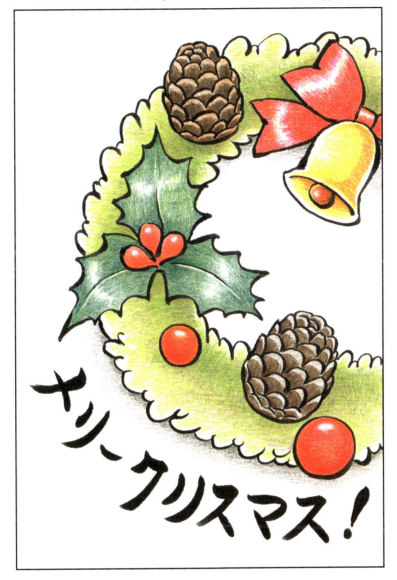

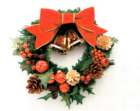

リースのドーナツ形は永遠を意味する。

【クリスマスリース】
日本でも玄関などに飾られるようになったクリスマスリースは、古代ローマ時代から始まったといわれています。リボンやベルは魔よけ、使われる常緑樹は生命力の象徴、柊の赤い実は太陽、松ぼっくりは豊作や魔よけ。新年の幸福を願って飾られます。

餅つき

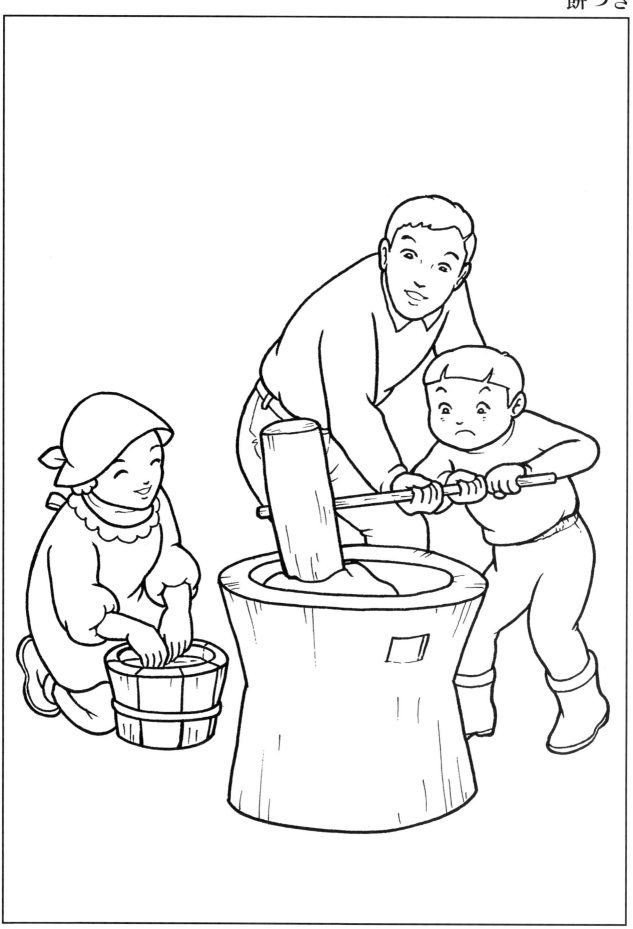

年　　月　　日　　名前

餅つき（絵手紙）

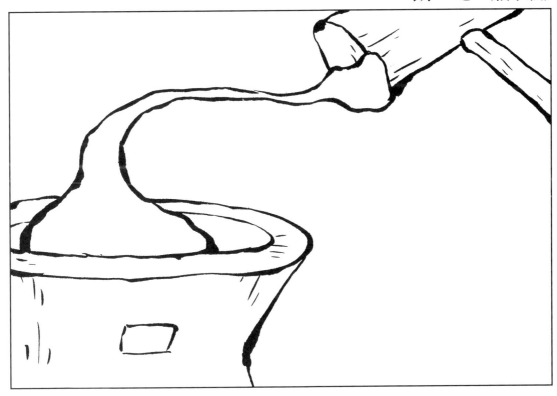

　　年　　月　　日　　名前

餅つき

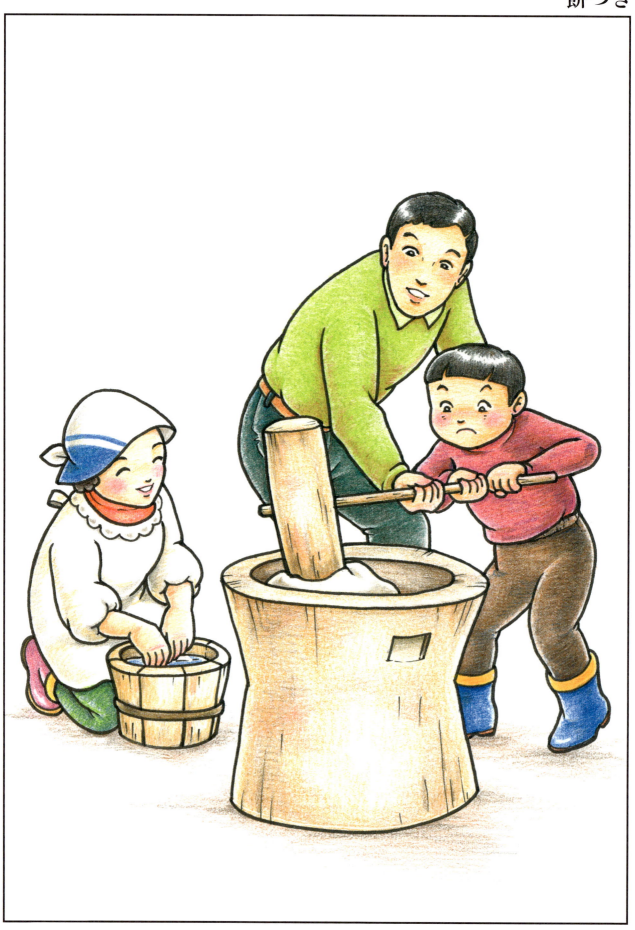

餅つき（絵手紙）

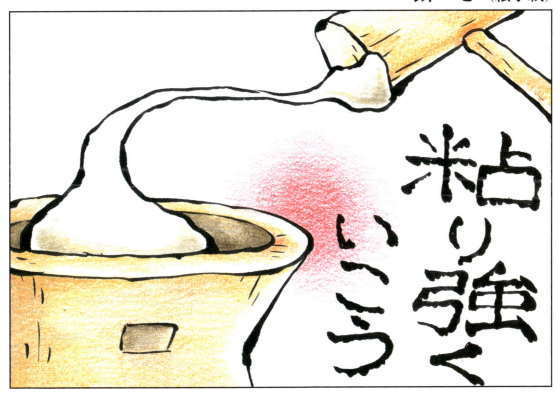

粘り強くいこう

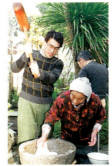

懐かしい餅つきの様子。

【餅つき】
年末の餅つきは日本の風物詩。家族みんなで新年を迎えるためにする行事です。ここでついたお餅が、年神さまに供える鏡餅になりました。新春につく餅は、ハレの日を祝うお餅で、人々に振るまわれます。

絵手紙を自由に描いてみませんか？

↓葉書サイズです。

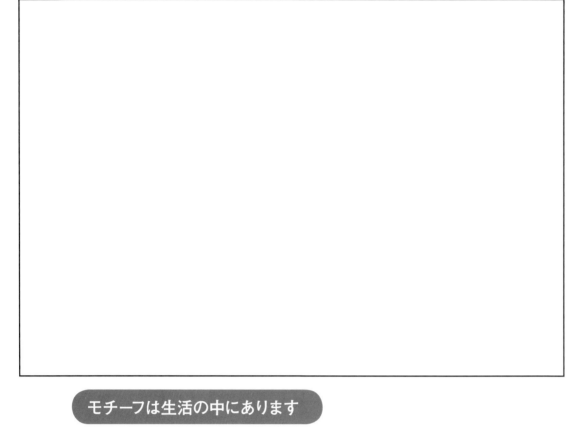

モチーフは生活の中にあります

・季節を告げる花や鳥
・行事にまつわる風物詩
・食卓の風景
・旅の思い出 ……

身の回りにある物に目を向ける、心を留めることから絵手紙の世界が始まります。感謝の気持ちやうれしい報告、励ましの気持ち、日々の出来事。絵に、言葉やその時の気持ちを添えて送ってみませんか。

本書でご紹介した絵手紙です

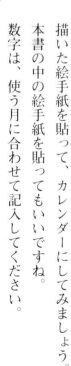

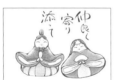
ひな人形

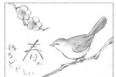
梅とうぐいす

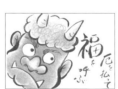
鬼

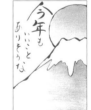
富士山と初日の出

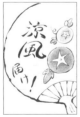
うちわ

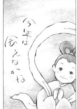
七夕の織り姫

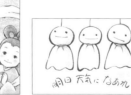
てるてる坊主とあじさい

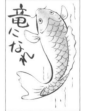
鯉の滝のぼり

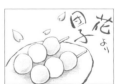
桜と花見団子

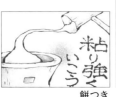
餅つき

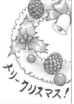
クリスマスリース

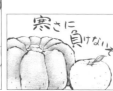
かぼちゃとゆず

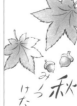
もみじとどんぐり

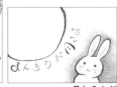
月とうさぎ

描いた絵手紙を貼って、カレンダーにしてみましょう。本書の中の絵手紙を貼ってもいいですね。数字は、使う月に合わせて記入してください。

月

日	月	火	水	木	金	土

■参考文献

『和の暮らしが楽しい！　おうち歳時記』（中西利恵監修・伊藤美樹イラスト／成美堂出版）
『にっぽんの歳時記ずかん』（平野恵理子／幻冬舎）
『世界大百科事典　第二版』（平凡社）
『日本大百科全書(ニッポニカ)』（小学館）
『日本国語大辞典　第二版』（小学館）

■参考サイト

『暮らし歳時記』http://www.i-nekko.jp

■協力

静岡県裾野市産業部商工観光課

レクリエブックス
脳トレ・介護予防に役立つ　やさしいぬり絵　風物詩編

発行日　2016年4月20日　初版第1刷発行
　　　　2024年5月 5日　　　第6刷発行

発行者　駒田浩一
発行　株式会社ワンダーウェルネス
発行・発売　株式会社世界文化社
〒102-8194
東京都千代田区九段北4-2-29
電話　編集部　03-3262-3913
　　　販売部　03-3262-5115
印刷・製本　図書印刷株式会社

表紙デザイン／村沢尚美（NAOMI DESIGN AGENCY）
本文デザイン／茂原敬子
p.4-5　編集・デザイン／オフィス303
ぬり絵イラスト／牧野惠子
写真／フォトライブラリー（p.11、35、39、51、55、59）
PIXTA（p.15、19、23、27、43、47、63）
静岡県裾野市産業部商工観光課（p.31）

編集／安藤礼子
校正／株式会社円水社
製版／株式会社明昌堂
企画編集／武林陽子

ISBN978-4-418-16214-7
落丁・乱丁のある場合はお取り替えいたします。
定価はカバーに表示してあります。
無断転載・複写（コピー、スキャン、デジタル化等）を禁じます。
ただし、ぬり絵イラストは、個人または法人・団体が、
私的な範囲内でコピーしてお使いいただけます。
外部への提供、商用目的での使用、及びWEBサイト等への使用はできません。
本書を代行業者などの第三者に依頼して複製する行為は、
たとえ個人や家庭内での利用であっても認められていません。
©Sekaibunka Holdings,2016.Printed in Japan